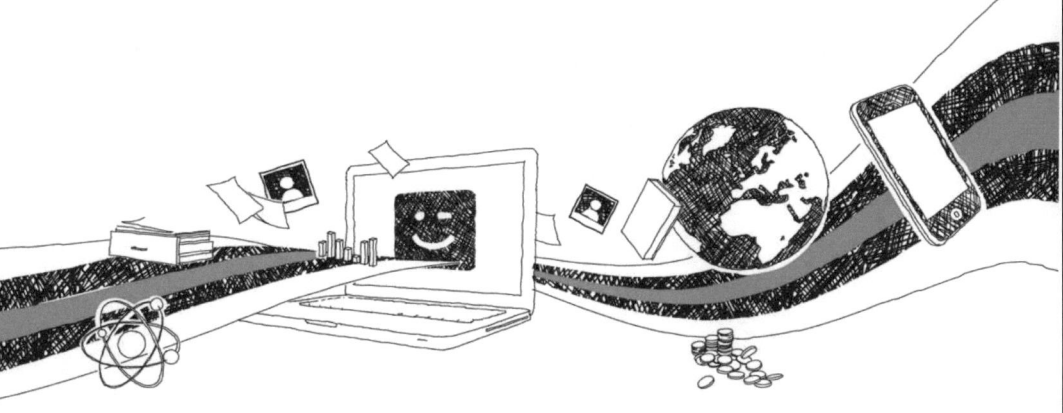
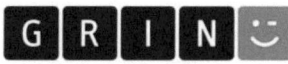

Palliativmedizinische Maßnahmen am Lebensende. Symptome und Symptomkontrollmöglichkeiten

Bibliografische Information der Deutschen Nationalbibliothek:

Die Deutsche Nationalbibliothek verzeichnet diese Publikation in der Deutschen Nationalbibliografie; detaillierte bibliografische Daten sind im Internet über http://dnb.d-nb.de abrufbar.

ISBN: 9783346998590
Dieses Buch ist auch als E-Book erhältlich.

Druck und Bindung: Books on Demand GmbH, Norderstedt Germany
Gedruckt auf säurefreiem Papier aus verantwortungsvollen Quellen

Das vorliegende Werk wurde sorgfältig erarbeitet. Dennoch übernehmen Autoren und Verlag für die Richtigkeit von Angaben, Hinweisen, Links und Ratschlägen sowie eventuelle Druckfehler keine Haftung.

Das Buch bei GRIN: https://www.grin.com/document/1440938

Inhaltsverzeichnis

Sprachliche Gleichstellung

In der vorliegenden Arbeit wird auf die gleichzeitige Verwendung männlicher und weiblicher Sprachformen verzichtet, welches der besseren Lesbarkeit dient. Es wird das generische Maskulinum verwendet, wobei beide Geschlechter gleichermaßen gemeint sind.

A. Einleitung und Geschichte

Mit dem Voranschreiten des medizinischen Wissens und der Spezifikation der gesundheitlichen Pflege in der Mitte des 20. Jahrhunderts erlangte der Bereich der Versorgung von Patienten in der krankheitsbedingten Sterbephase kumulativ an Bedeutung. Die Erkenntnis, dass Patienten mit fortschreitenden Erkrankungen insbesondere im Bereich der Onkologie unzureichend versorgt wurden und mit erheblichen Symptomen zu kämpfen hatten, wurde von Dame Ciceley Saunders erkannt. Sie war eine englische Krankenschwester, Sozialarbeiterin und später Ärztin, die daraufhin das erste moderne Hospiz, das *St. Christopher's Hospice* in London gründete. Ihre eminente Arbeit entfachte die Verbreitung solcher Einrichtungen im europäischen Raum. In Deutschland wurde die erste Palliativstation 1983 in Köln, das erste Hospiz 1986 in Aachen eröffnet.[1]

Weitere Zäsuren in der deutschen Palliativversorgung können verzeichnet werden; im Jahr 2007 wurde die Richtlinie für die spezialisierte ambulante Palliativversorgung (SAPV) gesetzlich verankert. Zwei Jahre später wurde die Palliativmedizin in die ärztliche Approbationsordnung eingegliedert und ist seitdem fester Bestandteil der ärztlichen Ausbildung. Die nationale *Charta zur Betreuung schwerstkranker und sterbender Menschen in Deutschland* wurde im Jahr 2010 veröffentlicht. 2015 wurde die S3-Leitlinie *Palliativmedizin für Patienten mit einer nicht heilbaren Krebserkrankung* entwickelt; im selben Jahr wurde das Hospiz- und Palliativgesetz eingeführt.[2]

Diese kurze historische Einführung dient der besseren Einordnung des Begriffs. Im Rahmen dieser Arbeit soll allerdings weder eine geschichtliche noch eine rechtliche Kontextualisierung stattfinden. Vielmehr wird eine

---

[1] Oechsle, Kap. 1, Abs. 1.3.
[2] Ebd.

prägnante Übersicht palliativmedizinischer Maßnahmen hinsichtlich der hier allenfalls paradigmatisch erläuterten gängigen Symptome am Lebensende dargeboten werden. Dazu gilt es zunächst den Begriff der Palliativmedizin bzw. -versorgung zu definieren. Nach der Beschreibung der Symptome am Lebensende und der entsprechenden Kontrollmöglichkeiten durch palliativ-medizinische Maßnahmen wird im Rahmen des Fazits die Bedeutung einer multimodalen Versorgung unterstrichen.

B. Begriffserklärung

Dem Begriff der Palliativmedizin bzw. -versorgung liegt ein heterogenes Definitionsangebot zugrunde. Die Definitionen haben jedoch alle gemeinsam, dass sie – anders als in der kurativen Medizin – keine auf die Heilung ausgerichtete Herangehensweise beschreiben. Die WHO definierte den Begriff der Palliativversorgung im Jahr 2002 wie folgt:

> "Palliative care is an approach that improves the quality of life of patients (adults and children) and their families who are facing problems associated with life-threatening illness. It prevents and relieves suffering through the early identification, correct assessment and treatment of pain and other problems, whether physical, psychosocial or spiritual."[3]

Berke hat weitere definitorische Ausführungen – beispielsweise die der European Association for Palliative Care (EAPC) – zusammengetragen.[4] In dieser Arbeit kann jedoch nicht das ganze Definitionsspektrum abgedeckt werden.

---

[3] WHO.
[4] Berke, S. 9 ff.

C. Symptome und Kontrollmöglichkeiten

Um den Rahmen dieser Arbeit nicht zu überschreiten können nur einige der gängigen Symptome, die am Lebensende auftreten beschrieben werden. Auf umfangreiche Darlegungen muss verzichtet werden. Ferner werden entsprechende palliativmedizinische Möglichkeiten der Symptomkontrolle beschrieben.

I. Schmerzen

Die International Association for the Study of Pain (IASP) definiert den Begriff folgendermaßen: "An unpleasant sensory and emotional experience associated with, or resembling that associated with, actual or potential tissue damage."[5] Im palliativen Setting treten Schmerzen häufig auf, z. B. sind etwa 90% der Patienten im fortgeschrittenen Krebsstadium betroffen.

Die Schmerzarten lassen sich in der Literatur unterschiedlich aufteilen, jedoch hauptsächlich zwischen Nozizeptorschmerz und neuropathischem Schmerz.[6] Nozizeptorschmerz entsteht durch direkte Gewebeschädigung durch mechanische, thermische oder chemische Noxen.[7] Beispielsweise können das Tumorwachstum selbst oder begleitende Symptome die Nozizeptoren reizen.[8] Neuropathische Schmerzen können dem zentralen oder peripheren Nervensystem zugeordnet werden. Im Gegensatz zum Nozizeptorschmerz wird der Ort der Schmerzentstehung und -wahrnehmung unterschiedlich wahrgenommen, da der Schmerz in das Versorgungsgebiet des betroffenen Nervs projiziert wird. Diese Schmerzen können beispielsweise im Zusammenhang mit einer Polyneuropathie in Folge einer Chemotherapie auftreten.[9]

---

[5] IASP.

[6] Weitere Schmerzarten/ Sonderformen des Schmerzes können bei Taghizadeh/ Benrath, S. 3 ff. bzw. in verschiedener Unterteilung bei Doll/Radbruch, Kap. 2., Abs. 2.2 nachgelesen werden.

[7] Artner/Steffen/Hofbauer, S. 3.

[8] Doll/Radbruch, Kap. 2, Abs. 2.2.

[9] Ebd.

1. Schmerzkontrolle

Eine ausführliche Schmerzanamnese bildet das Fundament der palliativmedizinischen Schmerztherapie. Jene umfasst detaillierte Fragen bzgl. der individuellen Schmerzintensität, -lokalisation und -charakteristik. Die subjektive Einschätzung des Patienten erfolgt meist anhand einer zehnstufigen numerischen Rating-Skala (NRS).[10][11] Eine besonders herausfordernde Aufgabe stellt die Fremdeinschätzung der Schmerzen dar; diese ist notwendig, wenn der Patient beispielsweise aufgrund kognitiver Einschränkungen nicht in der Lage ist, sich auszudrücken. Im Rahmen der Fremdwahrnehmung werden nonverbale Signale wie Schonhaltung, Abwehrverhalten, Veränderungen in den Alltagsaktivitäten und paraverbale Äußerungen wie Weinen, Jammern, Stöhnen und Winseln als Indikatoren eines Schmerzausdrucks interpretiert.[12][13]

Die Schmerztherapie ist v. a. medikamentöser Natur und soll grundsätzlich unter Berücksichtigung der individuellen Bedürfnisse des Patienten gezielt konzipiert werden. Dabei ist es von Bedeutung, zusätzlich auch psycho- und soziosomatische Faktoren einzubeziehen – das heutige Verständnis von Schmerzen verfolgt einen ganzheitlichen biopsychosozialen Ansatz.[14] Zudem wird empfohlen, dass die Therapie multimodal erfolgt und neben der Verwendung von Medikamenten weitere Behandlungsmethoden wie physikalische und psychologische Therapien sowie Relaxationsverfahren einschließt.[15] Zudem ist die Identifikation und Behandlung von Nebenwirkungen wichtig, um den bestmöglichen Nutzen für den Palliativpatienten zu erzielen.

---

[10] Hier sind auch Alternativskalen (VAS und VRS) anwendbar (ebd.).

[11] Doll/Radbruch, Kap. 2, Abs. 2.6.

[12] Ebd., Kap. 2, Abs. 2.7.

[13] Um wissenschaftliche Gütekriterien zu erfüllen, werden dabei Assessinstrumente wie BESD, ECPA, BISAD verwendet.

[14] Taghizadeh/Benrath, S. 4/11 ff.

[15] Ebd., S. 29. Dort findet sich auch eine ausführliche Liste aller Behandlungsmethoden.

Die WHO entwickelte bereits 1986 ein 3-Stufenschema für die Schmerztherapie, welches als Leitfaden für die Auswahl und Dosierung der geeigneten Medikamente[16] dient:

1. Leichte Schmerzen: Nichtopioidanalgetika[17] ± Adjuvanzien[18]
2. Mäßig starke Schmerzen: Schwache Opioide ± Nichtopioidanalgetika ± Adjuvanzien
3. Starke Schmerzen: Starke Opioide ± Nichtopioidanalgetika ± Adjuvanzien

II. Dyspnoe

Ein weiteres prävalentes Symptom im fortgeschrittenen Krankheitsstadium ist die Dyspnoe, also eine erschwerte Atmung oder das subjektive Empfinden von Atemnot. Dabei wird zwischen kontinuierlicher Atemnot und Atemnotattacken differenziert.[19] Etwa die Hälfte der Palliativpatienten erlebt eine ausgeprägte Dyspnoe, während sich die Auftretenswahrscheinlichkeit in der Terminalphase sogar auf bis zu 90% erhöht.[20]

1. Kontrolle der Dyspnoe

Die Erfassung der Belastungsintensität erfolgt ebenfalls mittels einer zehnstufigen NRS, alternativ anhand der Borg-Skala.[21] Darüber hinaus empfiehlt sich eine umfangreiche Dokumentation der Atemfrequenz. Bei nicht verbal äußerungsfähigen Patienten in der Sterbephase muss eine Fremdeinschätzung vorgenommen werden; Zyanose[22], physische Unruhe-

---

[16] Eine ausführliche Liste von in der Schmerztherapie angewendeten Medikamenten findet sich bei Artner/Steffen/Hofbauer, S. 55-441.

[17] Dies sind Analgetika, die nicht durch die Bindung an Opioidrezeptoren wirken. Zu den bekannten Medikamenten dieser Kategorie zählen Ibuprofen, Diclofenac, Paracetamol und Metamizol (Likar/Köstenberger/Neuwersch-Sommeregger, S. 108).

[18] Dies sind Stoffe, die die Wirkung eines anderen verstärkt oder steigert (Reuter, S. 11).

[19] Deutsche Krebsgesellschaft/Deutsche Krebshilfe/AWMF, S. 65.

[20] Sitte/Thöns, S. 86.

[21] Die Borg-Skala ist grundsätzlich zehnstufig (diskret), erlaubt jedoch Dezimalstufen, um innerhalb einer Ausprägung weiter zu differenzieren und Wertungen über 10 (stetig).

[22] Die Zyanose beschreibt eine bläuliche Verfärbung der Haut oder der Schleimhäute beispielsweise infolge eines Sauerstoffmangels im Blut.

äußerungen und Schweiß können Indizien für eine vorliegende Atemnot sein.[23]

Eine ausführliche Patientenedukation und das Eingehen auf individuelle Bedürfnisse können bereits der Progression der Atemnot entgegenwirken. Zu den nichtmedikamentösen Therapien gehören diverse Beruhigungs- und Atemtechniken wie die Lippenbremse[24], die Bauchatmung, den Atem begünstigende Körperhaltungen[25] und Umgebungsveränderungen, wie z. B. eine erhöhte Luftzirkulation, das Öffnen enger Kleidung und das Verringern der Raumtemperatur.[26] Der Goldstandard bei der (medikamentösen) symptomatischen Behandlung der Dyspnoe ist noch immer die Gabe von Opioiden. Diese verringern den Atemantrieb und lösen bei angemessener Dosierung keine Atemdepressionen aus. Die Verabreichung der Substanzen erfolgt zunächst in nichtretardierter Form, bis die wirksame Dosis erreicht ist. Anschließend erfolgt die Umstellung auf eine retardierte Dauermedikation.[27] Begleitend werden oft Benzodiazepine[28] eingesetzt; obwohl es keine medizinische Evidenz für die Verringerung der Atemnot gibt, sind diese Medikamente im Rahmen der Anxiolyse,[29] folglich auch der Bekämpfung einer angstbedingten Zunahme der Dyspnoe sehr wirksam.[30][31]

---

[23] Eisenmann/Simon, Kap. 2, Abs. 2.48.

[24] Die Lippenbremse oder auch Presslippenatmung beschreibt eine Atemtechnik, bei der gegen die locker aufeinanderliegenden Lippen ausgeatmet wird.

[25] Simon/Bausewein/Dunger, S. 66.

[26] Sitte/Thöns, S. 90.

[27] Simon/Bausewein/Dunger, S. 67.

[28] Diese gehören zur Gruppe der Tranquilizer und haben eine angstlösende, sedative, antikonvulsive und muskelrelaxierende Wirkung (Reuter, S. 109).

[29] Dies beschreibt die Minderung bzw. Unterdrückung von Ängsten durch Arzneimittel.

[30] Sitte/Thöns, S. 91.

[31] Welche Opioide und Benzodiazepine in welcher Form einzusetzen sind, kann bei Sitte/Thöns (S. 91 f.) nachgelesen werden.

III. Übelkeit und Erbrechen

Übelkeit oder Nausea ist ein negatives Empfinden im Körperinneren, häufig begleitet durch einen Brechreiz, also dem Gefühl erbrechen zu müssen. Obwohl es sich um zwei unterschiedliche Symptome handelt, werden diese in der Literatur meist gemeinsam betrachtet. Es handelt sich um sehr prävalente Symptome. So leiden ungefähr 60% der Patienten mit Karzinom unter Übelkeit und rund 40% im fortgeschrittenen Krankheitsstadium unter rezidivierendem Erbrechen.[32]

1. Kontrolle von Übelkeit und Erbrechen

Beide Symptome können diverse Ursachen haben und sind differential-diagnostisch präzise zu bestimmen, um eine angemessene Therapie zu finden. Die Ursachen lassen sich allgemein den folgenden Bereichen zuordnen: Gastrointestinaltrakt, metabolische Veränderungen, Hirn-erkrankungen, psychische Ursachen und Medikamentennebenwirkungen.[33] Dazu soll im Rahmen der Anamnese beispielsweise die zeitliche Relation zu gewissen Vorfällen eruiert werden sowie im Zuge körperlicher Untersuchungen z. B. eine vorliegende Dehydratation festgestellt/ ausgeschlossen werden. Labore und bildgebende Verfahren sind ebenfalls wichtige Schritte in der Diagnose.[34]

Die Therapie von Übelkeit und Erbrechen soll vor allem prophylaktisch erfolgen. Bei einigen Krankheiten kann relativ sicher davon ausgegangen werden, dass ebendiese Symptome Folge der palliativmedizinischen Behandlung sind. Ein konkretes Beispiel hierfür ist die Chemotherapie, die eine Vielzahl von Nebenwirkungen mit sich bringt, darunter Übelkeit und Erbrechen. Diese werden i. d. R. mit Antiemetika,[35] also Medikamenten, die Übelkeit und Brechreiz unterdrücken, kontrolliert.[36] Es besteht die Möglichkeit, eines oder mehrere Antiemetika in Kombination einzusetzen.

---

[32] Diemer/Freistühler/Thöns, S. 68.
[33] Ebd.
[34] Bausewein/Rémi, S. 59.
[35] Zu Klasse der antiemetischen Medikamente gehören Prokinetika, Antihistaminika, Anticholinergika, 5-HT$_3$-Blocker, Neuroleptika, Steroide und Benzodiazepine. Die genauen antiemetischen Wirkmechanismen der genannten Gruppen können bei Diemer, Freistühler & Thöns (S. 70 f.) nachgelesen werden.
[36] Reuter, S. 46.

Falls dies nicht erfolgreich ist, kann auf ein Antiemetikum mit einem differierenden Wirkspektrum zurückgegriffen werden. Die nicht-medikamentösen Therapieoptionen sind relativ beschränkt; Behandelnde können verzichtbare Medikamente absetzen, eine Diätberatung durchführen, Mundpflege nach dem Erbrechen vornehmen und verschiedene Entspannungstherapien anbieten.[37]

IV. Angst

Die Konfrontation mit dem eigenen unmittelbar bevorstehenden Tod stellt für Palliativpatienten sowie deren Angehörige eine nur schwer zu bewältigende Situation dar, in der verschiedene Ängste auftreten können. Schulz-Quach[38] differenziert zwischen vier Formen der Angst: situative Angst[39], psychiatrische Angst[40], organische Angst[41] und existenzielle Angst.[42] Art und Umfang der Ängste können innerhalb eines persönlichen Gespräches eruiert werden. Bei psychiatrischer Angst kann beispielsweise das State-Trait-Anxiety-Inventory (STAI) hinzugezogen werden, um das Ausmaß der Angst zu messen. Im fortgeschrittenen Krebsstadium werden Prävalenzen klinisch relevanter Angst bei 15% bis 50% der Patienten beobachtet.[43] Bei Palliativpatienten mit fortgeschrittener chronischer Herzinsuffizienz leiden ebenfalls bis zu 50% unter Angstsymptomen.[44]

1. Angstkontrolle

Bei milderen situativ bedingten Angstsymptomen kann eine nicht-medikamentöse Therapie in Form von Aufklärung und weiteren Gesprächen ausreichen. Oftmals kann es bereits enorm zur Minderung der Angst beitragen, wenn das Behandlungsteam „ein offenes Ohr" hat und sich Zeit für den Patienten nimmt. Ist die Angst perpetuell können therapeutische

---

[37] Bausewein/Rémi, S. 59.
[38] S. 71.
[39] Furcht vor Therapien und unangenehmen Symptomen.
[40] Angststörungen als Krankheitsbild.
[41] Furcht in Abhängigkeit von körperlichen Beschwerden (Luftnot, Schmerzen etc.).
[42] Angst vor dem Tod, der Endlichkeit.
[43] Vehling, Kap. 5, Abs. 5.1.
[44] Schulz-Quach, S. 70.

Verfahren hinzugezogen werden; die kognitiv-verhaltenstherapeutische, supportiv-expressive und sinnorientierte Therapien haben sich hier bewährt. Im Sinne einer ganzheitlichen Betrachtung der Symptomkontrolle sollten zudem Relaxations- und musiktherapeutische Verfahren in Erwägung gezogen werden.[45] Im Rahmen der medikamentösen Therapie bietet sich die Gabe von Anxiolytika an, darunter Benzodiazepine, sedierende Antidepressiva oder Pregabalin.[46] Dabei sollte allerdings mit Sorgfalt vorgegangen werden, da – vor allem bei fortgeschrittenen Erkrankungen – das Risiko der Übersedierung oder des Delirs ansteigt.[47]

V. Depression

Ein weiteres psychisches Krankheitsbild, das Patienten, die palliativ versorgt werden häufig erleben, ist die Depression. Diese affektive Störung ist durch Niedergeschlagenheit, Hoffnungslosigkeitsgefühlen, Anhedonie, Schuldgefühlen und weiteren Symptomen gekennzeichnet. Sie kann organischer[48] sowie reaktiver Natur sein. Letztere stellt die häufigste Form der Depression am Lebensende dar. Insgesamt leiden ca. 30-40% der Palliativpatienten unter depressiven Störungen.[49]

1. Kontrolle der Depression

Die klare Distinktion zwischen depressiven Störungen und Trauer stellt einen entscheidenden Aspekt bei der Therapie dar. Die Identifikation dieses Unterschieds bereitet den Behandelnden oft erhebliche Schwierigkeiten, da eine negative Stimmung als angemessene Reaktion auf die Situation betrachtet werden kann.

Im Rahmen der S3-Leitlinie *Palliativmedizin für Patienten mit einer nicht heilbaren Krebserkrankung* wird empfohlen, dass Behandelnde eine fachkundige psychosoziale Betreuung gewährleisten[50] und den Patienten

---

[45] Vehling, Kap. 5, Abs. 5.8.

[46] Schwarz et al. 2017, zit. nach Gerhard/Sitte, S. 113.

[47] Vehling, Kap. 5, Abs. 5.9.

[48] Dies ist der Fall, wenn beispielsweise gewisse Hirnareale durch Hirnmetastasen betroffen sind.

[49] Schulz-Quach, S. 75.

[50] Deutsche Krebsgesellschaft/Deutsche Krebshilfe/AWMF, S. 162.

partizipativ in die Entscheidungsfindung der Behandlung einbeziehen. Zusätzlich sollte eine psychotherapeutische Intervention angeboten werden, während bei schweren und akuten Episoden eine medikamentöse Behandlung mit Antidepressiva[51] in Erwägung gezogen werden kann. Ein empathischer Umgang seitens der Behandelnden sowie die Vermeidung von sozialer Isolation sollten grundsätzlich angestrebt werden.[52] Darüber hinaus können ergänzende Entspannungsverfahren, die auch in der Angstbehandlung Anwendung finden, zur erfolgreichen Kontrolle der Symptome beitragen.

VI. Weitere häufige Symptome am Lebensende

Neben den bereits genannten gibt es ein ganzes Spektrum weiterer Symptome, unter denen Palliativpatienten leiden. Dazu gehören u. a. Fatigue, Schlafstörungen, Obstipation, Obstruktion/ Ileus, Wunden, Appetitlosigkeit, Diarrhö, Husten, Verwirrtheit/ Delir, epileptische Anfälle, Jucken, Xerostomie[53].

D. Fazit

Diese Arbeit hat sich auf die Erörterung einiger gängiger Symptome am Lebensende konzentriert und die Möglichkeiten palliativmedizinischer Maßnahmen zur Symptomkontrolle aufgezeigt. Dabei konnten nur einige der vielen Symptome, mit denen Patienten in der Palliativphase konfrontiert sein können, näher beschrieben werden.

Die palliativmedizinische Versorgung zielt darauf ab, das Leiden zu lindern und die Lebensqualität der Patienten in der Sterbephase zu verbessern. Dabei werden medikamentöse Therapien mit nichtmedikamentösen Ansätzen kombiniert, um eine optimale Symptomlinderung zu erreichen. Es wird betont, dass eine frühzeitige Identifizierung und angemessene Bewertung der Symptome von entscheidender Bedeutung sind, um das

---

[51] Dieses sollte aus der Klasse der trizyklischen Antidepressiva oder der Serotonin-(und/oder)Noradrenalin-Wiederaufnahmehemmer stammen (Deutsche Krebsgesellschaft/Deutsche Krebshilfe/AWMF, S. 165).

[52] Gerhard/Sitte, S. 104 f.

[53] Xerostomie beschreibt die Mundtrockenheit aufgrund verschiedener Ursachen.

Leiden der Patienten zu verhindern bzw. zu lindern. Zudem ist es wichtig anzumerken, dass die palliativmedizinische Symptomkontrolle nur ein Konstituens des umfassenderen palliativmedizinischen Ansatzes ist, der neben physischen Aspekten auch die psychosoziale Unterstützung, die spirituelle Begleitung und die Unterstützung der Familie umfasst. Eine multidisziplinäre Zusammenarbeit zwischen Ärzten, Pflegekräften, Psychologen, Sozialarbeitern und anderen Fachkräften ist entscheidend, um eine ganzheitliche und patientenzentrierte Versorgung zu gewährleisten.

Die Palliativmedizin leistet einen eminenten Beitrag zur Verbesserung der Lebensqualität in der Sterbephase, weswegen weiterhin Fortschritte und Forschung auf diesem Gebiet notwendig sind, um die bestmögliche Betreuung der Patienten zu sicherzustellen.

Literaturverzeichnis

Artner, J./ Steffen, P.R.P./ Hofbauer, H.	Medikamente in der Schmerztherapie: Analgetika, Koanalgetika und Adjuvanzien von A-Z, hrsg. von J. Artner, H. Hofbauer, P. R. P. Steffen, 1. Aufl., 2020.
Bausewein, C./ Rémi, C.	Übelkeit und Erbrechen, in: Basiswissen Palliativmedizin, hrsg. von M. W. Schnell & C. Schulz-Quach, 3. Aufl., 2019, S. 58 – 59.
Berke, J.	Die ärztlich geschuldete Leistung in der Palliativmedizin, Kölner Schriften zum Medizinrecht: 27, hrsg. von C. Katzenmeier, 1. Aufl., 2021.
Deutsche Krebsgesellschaft/ Deutsche Krebshilfe/ AWMF	Erweiterte S3-Leitlinie Palliativmedizin für Patienten mit einer nicht heilbaren Krebserkrankung, Kurzversion 2.3, AWMF-Registernummer: 128/001OL, 2021.
Diemer, W./ Freistühler, M./ Thöns, M.	Gastrointestinale Symptome, in: Repetitorium Palliativmedizin: zur Vorbereitung auf die Prüfung Palliativmedizin, hrsg. von Sitte, T., Thöns, M., 3. Aufl., 2019, S. 67 – 83.
Doll, A./ Radbruch, L.	Schmerzen, in: FAQ Palliativmedizin: Antworten - prägnant und praxisnah, hrsg. von K. Oechsle & A. Scherg, 1. Aufl., 2019, Abs. 2.1 – 2.44.
Eisenmann, Y./ Simon, S.	Atemnot und andere respiratorische Symptome, in: FAQ Palliativmedizin: Antworten - prägnant und praxisnah, hrsg. von K. Oechsle & A. Scherg, 1. Aufl., 2019, Abs. 2.46 – 2.66.
Gerhard, C./ Sitte, T.	Neuropsychiatrische Symptome, in: Repetitorium Palliativmedizin: zur Vorbereitung auf die Prüfung Palliativmedizin, hrsg. von Sitte, T., Thöns, M., 3. Aufl., 2019, S. 101 – 113.
IASP	https://www.iasp-pain.org/resources/terminology/ (letzter Zugriff: 13.06.2023).

Likar, R./ Köstenberger, M./ Neuwersch-Sommeregger, S.	Schmerztherapie bei Tumorpatienten, in: Schmerzbehandlung in der Palliativmedizin, hrsg. von G. Bernatzky, R. Sittl & R. Likar, 4. Aufl., 2023, S. 105 – 123.
Oechsle, K.	Prinzipien der Palliativmedizin, in: FAQ Palliativmedizin: Antworten - prägnant und praxisnah, hrsg. von K. Oechsle & A. Scherg, 1. Aufl., 2019, Abs. 1.1 – 1.18.
Reuter, P.	Springer Wörterbuch Medizin: [53000 Fachbegriffe auf über 1100 Seiten, Synonyme, Bedeutung, neue Rechtschreibung mit Alternativen, 141 Abbildungen und Tabellen; so schreibt man Medizin], 2. Aufl., 2005.
Schulz-Quach, C.	Angst, in: Basiswissen Palliativmedizin, hrsg. von M. W. Schnell & C. Schulz-Quach, 3. Aufl., 2019, S. 69 – 72.
Schulz-Quach, C.	Depression, in: Basiswissen Palliativmedizin, hrsg. von M. W. Schnell & C. Schulz-Quach, 3. Aufl., 2019, S. 72 – 77.
Simon, S./ Bausewein, C./ Dunger, C.	Atemnot, in: Basiswissen Palliativmedizin, hrsg. von M. W. Schnell & C. Schulz-Quach, 3. Aufl., 2019, S. 65 – 68.
Sitte, T./ Thöns, M.	Pulmonale Symptome, in: Repetitorium Palliativmedizin: zur Vorbereitung auf die Prüfung Palliativmedizin, hrsg. von Sitte, T., Thöns, M., 3. Aufl., 2019, S. 86 – 99.
Vehling, S.	Angst und allgemeine psychische Belastung, in: FAQ Palliativmedizin: Antworten - prägnant und praxisnah, hrsg. von K. Oechsle & A. Scherg, 1. Aufl., 2019, Abs. 5.1 – 5.11.
WHO	https://www.who.int/news-room/fact-sheets/detail/palliative-care (letzter Zugriff: 13.06.2023).

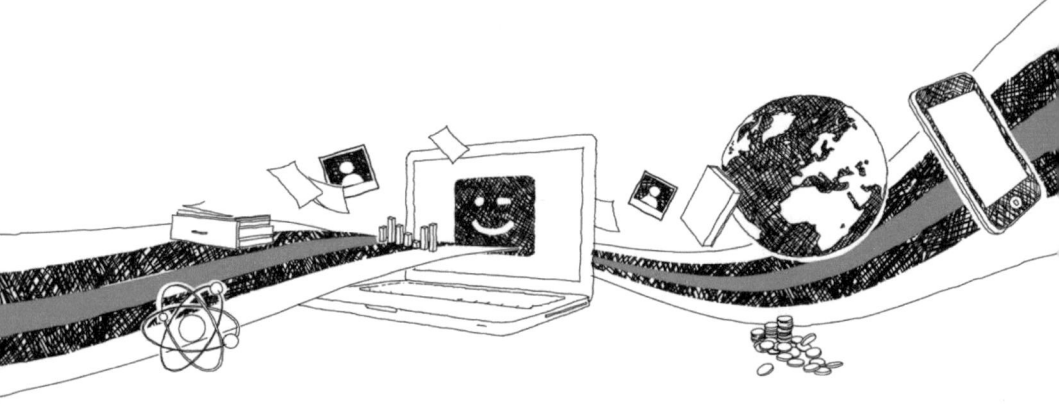
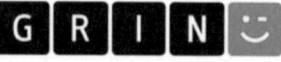